T_d $^{S7}/_{242}$

CONCOURS AU PRIX BRÉANT.

Disponat testator et erit LEX voluntas ejus.

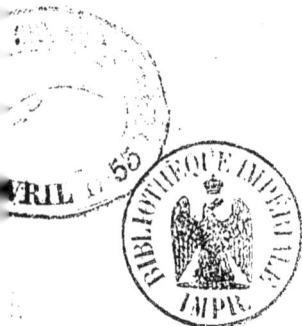

—————◆◆◆—————

DÉCOUVERTE

DES

CAUSES DU CHOLÉRA.

Lorsque la CAUSE que l'on cherche à découvrir provient d'une *loi constitutive de l'univers*, il doit suffire que la théorie de cette découverte soit fondée sur des FAITS TELLEMENT RATIONNELS, qu'ils ne puissent être victorieusement combattus par une doctrine plus ACCEPTABLE PAR LA RAISON. Telle est, par exemple, la rotation des planètes autour du soleil et celle des satellites autour des planètes. Bien que cette rotation heurte le jugement de nos sens, elle est cependant INCONTESTABLE, et l'homme est impuissant à la SUPPRIMER et à la FAIRE CESSER. Voyez *pages 14 et 15 du présent mémoire.*

—————◆◆◆—————

Motifs excusables de ma témérité.

Ne possédant rien en propre qu'une PENSION VIAGÈRE sur fonds de retenue, à la suite de *cinquante-six ans* de bons services publics, et laissant après moi *quatre* enfants ou *petits-enfants*, dont *deux* peu fortunés, on me pardonnera peut-être d'oser courir une chance qui, si elle m'était favorable, satisferait mon cœur paternel, et me rendrait, en même temps, bien heureux d'avoir mis, *par hasard*, la science humaine sur la voie de solution d'une question tellement obscure par elle-même, qu'elle a, pour ainsi dire, renoncé à la résoudre.

Ce cri de *sauve qui peut*, poussé par la science, m'a porté à me mettre sur les rangs. J'ai cédé, en cela, à une sorte *d'inspiration providentielle* qui me poursuit depuis 1832, et m'a dicté dans les divers mémoires que j'ai publiés et soumis aux Académies des Sciences et de Médecine, la théorie que je reproduis constamment chaque année sur la cause première du fléau, malgré le peu de succès qu'elle a obtenu jusqu'à présent, tant est forte chez moi la conviction que je suis dans le vrai.

Si je profite aujourd'hui du concours au prix Bréant pour renouveler cette théorie, c'est par le motif dont je viens de parler, et parce que, cette fois seulement, je l'accompagne d'un grand nombre de témoignages qui lui donnent quelque valeur.

Ces diverses considérations expliquent ma témérité et réclament l'indulgence de mes juges.

Toutefois, je n'aspire pas à une aussi forte récompense; et, pour preuve que l'amour de l'argent n'est pour rien dans ma hardiesse, j'autorise d'avance l'Institut à prélever sur le montant du prix Bréant, si j'étais assez heureux pour l'obtenir, la somme de *cinquante mille francs*, pour en faire l'usage qu'il jugerait convenable.

D'AGAR DE BUS,

Chevalier de la Légion-d'Honneur.

SOMMAIRE DE CE MÉMOIRE.

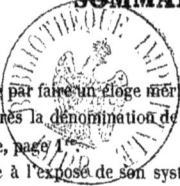

L'auteur débute par faire un éloge mérité de la médecine à propos du prix fondé par feu M. Bréant, qu'il croyait, d'après la dénomination de *docteur* que lui avaient donné les journaux, appartenir à ce corps illustre, page 1.

Il passe ensuite à l'exposé de son système sur les causes du Choléra, et détruit les principales objections faites dans le temps à des systèmes qui se rapprochaient du sien, pages 3 et 4.

Il combat victorieusement, par une foule de *raisonnements,* de *faits* et de *témoignages d'un grand poids,* l'opinion généralement reçue qui attribue le fléau aux émanations marécageuses du Gange, pages 6 et suivantes.

PROGRAMME DU CONCOURS.

1re Catégorie : Médication du Choléra. Aveu de l'impuissance de la médecine, fait par elle-même, pages 10 et 11.

2e Catégorie : Découverte des causes (sans condition), page 11. — Motif de cette particularité, pages 11 et 12. — Mérite une récompense, mêmes pages. — Discussion, pages 12 et 13.

Puis, cette cause prétendue du Choléra ainsi écartée, il établit qu'il n'existe plus dans les mers de ces contrées d'autres particularités que l'existence de VOLCANS situés sous l'équateur et produisant des vapeurs ou poussières pouvant se répandre sur l'Asie et l'Europe, et de nature à être attirées vers le pôle magnétique, page 9.

Nouvelle preuve de l'*insalubrité* de ces émanations, page 13.

Discutant ensuite les conditions imposées par la deuxième catégorie du programme, l'auteur s'en rapporte à l'opinion de MM. de Humboldt et feu Arago, qui déclarent qu'en matière de découvertes, celles-ci sont toujours *contestées,* pages 13, 14 et 15.

Il croit, de plus, pouvoir affirmer que les causes qu'il indique sont ACCEPTABLES par la raison et PROUVÉES, autant qu'il est possible à l'homme de le faire, par tous les phénomènes extérieurs qui peuvent en confirmer la nature, page 15.

Il ajoute que ces causes provenant de la constitution *géologique intérieure du globe terrestre,* il est hors de la puissance humaine de les *supprimer* et de faire ainsi *cesser l'épidémie cholérique,* page 15.

Exemple pris dans la certitude de la rotation des planètes autour du soleil, et dont l'homme ne peut cependant *supprimer* ni faire cesser le mouvement, page 15.

Il fait entrevoir en même temps que la découverte de ces causes doit fournir les éléments d'une *prophylaxie rationelle* et *efficace,* pages 12 et 18.

Enfin il termine par des considérations puisées dans l'ordre religieux, lesquelles ne sont pas sans importance, page 15 et suivantes.

A Messieurs les Membres de l'Institut de France.

MESSIEURS,

Parmi les professions que l'homme déchu s'est vu obligé d'embrasser pour pourvoir à ses besoins sur cette terre d'exil et de misères, la plus belle, la plus honorable, celle qui se rapproche le plus de la DIVINITÉ par ses bienfaits (1) est, sans contredit, la médecine, dont le fondateur, inspiré par l'auteur de toute science, fut déifié par ses contemporains, et qui, depuis, rend tant de services à l'humanité souffrante.

C'est surtout lorsqu'à la science de cet art divin, elle joint le désintéressement dont feu le docteur Bréant vient de donner au monde un exemple si rare, au milieu d'un siècle d'argent et d'égoïsme, que la médecine brille de tout son éclat (2).

Aussi, Messieurs, je devance sans doute votre pensée, en émettant le vœu que le souvenir de cet acte de bienfaisance soit transmis à la postérité, et qu'un jour le buste de ce nouveau bienfai-

---

(1) Bible. Eclésiast, chap. XXXVIII.

(2) J'apprends à l'instant par le rapport de la Section de médecine et de chirurgie de l'Institut, que M. Bréant était *étranger aux sciences médicales*. Cela ne change rien à l'opinion que je viens d'émettre au sujet des services que rend la médecine à la société, ni à la belle action du testateur et au souvenir qui doit honorer sa mémoire. Il me semble, au contraire, que cette circonstance doit rendre plus sacrée sa dernière pensée, comme n'étant pas le fruit de son savoir, mais une inspiration évidemment providentielle.

teur de l'humanité soit placé à côté de ceux de Bichat et de Saint-Vincent-de-Paul.

Vous réaliseriez ainsi, Messieurs, cette expression de la sagesse antique, rapportée du fond des pyramides d'Egypte par la science (1) et la victoire (2) : *La vertu s'apprend mieux par l'exemple que par les préceptes.*

Clauses du testament Bréant.

Les clauses du testament dont je viens de parler sont ainsi conçues :

« J'institue et donne après ma mort, pour être décerné par l'Ins-
« titut de France, un prix de cent mille francs à celui qui aura
« trouvé le moyen de GUÉRIR le choléra asiatique, ou qui aura DÉ-
« COUVERT LES CAUSES de ce terrible fléau.

« Dans l'état actuel de la science, je pense qu'il y aura beaucoup
« de choses à trouver dans la *composition de l'air* et dans les fluides
« qu'il contient. En effet, *rien n'a été découvert* au sujet de l'action
« qu'exercent sur l'économie animale les fluides *électriques, magné-*
« *tiques* et autres, etc., etc.... »

Or, il résulte clairement de ces dispositions : 1° que nul ne peut être exclu du concours; le mot CELUI non accompagné d'une qualification quelconque, résout toutes difficultés sur ce point;

2° Que dans la pensée du testateur, l'action des fluides électriques et magnétiques sur l'économie animale n'est pas étrangère à l'apparition du choléra.

Pourquoi je me présente au Concours.

Mon peu de savoir m'aurait éloigné de l'idée de concourir à ce prix, si la teneur même du testament ne m'en faisait, pour ainsi dire, UNE LOI, en me désignant le côté vers lequel se tournait la pensée du testateur au moment de sa mort; comme si elle devait renfermer la solution du problême, objet de sa sollicitude.

Or, ce côté étant précisément celui que j'ai constamment exploré dès 1849, je crois devoir consciencieusement rendre compte de ce que j'ai découvert de favorable à cette prévision du bienfaisant testateur, dans les contrées d'où nous vient le choléra.

Sans doute, M. Bréant n'avait pas eu connaissance des mémoires

(1) Champollion, savant traducteur des hiéroglyphes inscrits dans ces catacombes.

(2) La bataille des pyramides gagnée par Napoléon Ier.

que j'ai publiés en 1849, et renouvelés en 1850, 1852 et 1854 ;
autrement il n'aurait pas témoigné le regret de ce que cette cause
n'avait pas encore donné lieu à aucune découverte.

Or, je l'ai tellement étudiée, cette cause à laquelle le testateur
paraissait attribuer le fléau, qu'il m'est encore aujourd'hui démontré que sa prévision était de la plus grande justesse. En effet, une
pareille idée survenue si providentiellement à cet homme de
bien, à ses derniers moments, ne pouvait lui être suggérée que
par l'Être divin auprès duquel il allait trouver sa récompense.

Pour éviter les redites je ferai remarquer que la cause que j'ai
signalée dans ces divers mémoires est précisément la même que
celle prévue par M. Bréant : l'action probable que les fluides électriques et magnétiques exercent sur la *qualité de l'air*, et que je
crois pouvoir formuler ainsi :

Causes du Choléra.

Le Choléra est dû à une PERTURBATION dans la constitution normale atmosphérique, de L'ÉQUILIBRE établi par le Créateur entre les
divers éléments qui, se modérant l'un par l'autre, constituent
l'AIR VITAL, savoir : les fluides ÉLECTRIQUES et MAGNÉTIQUES ; soit en
d'autres termes : l'*azote* et l'*oxygène,* l'électricité *positive* et l'électricité *négative*, l'*électricité solaire* et le *magnétisme terrestre, etc.*

Cette PERTURBATION de l'équilibre vital s'opère au moyen d'un
accroissement plus ou moins considérable d'*émanations* peu propres
à donner la vie, sorties des nombreux volcans en ignition groupés
dans les deux seules contrées équatoriales d'où nous vient le fléau,
en *Asie* et en *Amérique,* et provenant, soit des matières minérales
qu'elles traversent, soit du limon *préadamique* non encore vivifié
par la création, en ébullition dans le sein de la terre;

2° Et, par suite, d'une *diminution* dans l'air vital, des émanations
solaires, autrement, de *l'électricité* dont elles sont la source.

Ce sont ces émanations diverses qui, arrivées au pôle *nord-
ouest,* dit *magnétique,* terme de leur course, s'échappent dans l'immensité des cieux en *décharges lumineuses* dites AURORES BORÉALES (1),
qui, peut-être, vont alimenter à leur tour le soleil et les étoiles.

(1) M. Rankine, physicien anglais, qui a eu si souvent l'occasion d'observer la lumière des aurores
boréales, n'y a pas trouvé trace de *polarisation;* et il est bien établi par la théorie du savant M. de
la Rive, de Genève, ami de feu M. Arago et qui a reçu ses derniers soupirs, que ces décharges lumineuses s'opèrent par la rencontre de l'*électricité positive* de l'atmosphère avec l'*électricité négative* du globe terrestre, etc. Voy. *Cosmos,* tome 2, p. 226, et tome 4, pages 61 et 62.

Réponses aux objections faites à cette Théorie.

Ce n'est pas la Théorie qui m'est propre que l'on a combattue, car on l'a tellement dédaignée qu'il n'en a été fait mention nulle part; ni dans les journaux politiques, ni dans ceux de médecine, etc., etc. Mais les objections que je vais signaler ont été faites à des théories semblables à la mienne, et auxquelles je vais répondre.

Parkins, en Angleterre, a passé les plus beaux jours de sa vie à soutenir que les éléments du fléau étaient engendrés par les émanations souterraines sorties des *volcans* et répandues de là dans l'atmosphère. Le seul motif qu'on opposa à cette théorie fut que le Choléra n'était pas plus grave au milieu des contrées volcaniques qu'ailleurs.

J'ai expliqué cette prétendue anomalie en disant que s'il est question des volcans isolés sur quelques parties du globe, comme le *Vésuve,* l'*Etna,* l'*Hécla,* etc., etc., je suis parfaitement de cet avis; cette sorte de volcans ne vomissent qu'une *lave* insignifiante toute autre que les vapeurs ou poussières volatiles émanées des groupes amoncelés sous l'équateur. J'en ai donné une explication suffisante. *Voyez la page* 11 *de cet écrit, à la note.*

Et quant à la *diminution* de l'électricité normale occasionnée par l'*accroissement* du principe magnétique, elle a été également signalée, sans en définir la cause spéciale, par plusieurs savants.

Ainsi, M. Orton attribue le Choléra au *défaut d'électricité.*

A Saint-Pétersbourg, en 1849, pendant la durée du fléau, « l'état « électrique de l'air fut troublé et l'électricité tellement *affaiblie* « que l'on ne pouvait plus charger les machines. » On objecta que les mêmes phénomènes ne s'étant présentés *nulle autre part,* on ne pouvait rien en conclure. Je réponds à cette objection qu'à la même époque, M. Andraud, à Paris, avait signalé cette circonstance (voyez page 14 et suivantes de ma Théorie de 1849, et pages 23 à 25 de celle de 1852), et qu'à Bruxelles M. Quételet avait également constaté ce manque d'électricité.

La belle découverte de l'ozone, faite en Suisse par M. Schœnbein, vient en quelque sorte apporter la sanction de l'expérience à ma Théorie, si l'exposé suivant qu'en a fait le *Cosmos,* pages 223 et 224 de la 8e livraison du 6e volume, est exact. « Il semble constaté, « dit-il, qu'à Berlin et ailleurs l'invasion d'une épidémie de *grippe* « aurait coïncidé avec la présence dans l'air d'un excès d'ozone, « et qu'au contraire à *Berlin,* à *Strasbourg,* à *Corbigny,* l'invasion

« du *Choléra* aurait été accompagnée d'une ABSENCE PRESQUE COM-
« PLÈTE de la même substance. »

Or, dit le même journal, « l'OZONE est une substance volatile ou
« gazeuse *très odorante* qui apparaît partout où l'air est plus ou
« moins *électrisé*; » donc, si *l'absence* plus ou moins complète
d'ozone se fait sentir en temps de Choléra, c'est comme si l'on
disait que l'air est plus ou moins dépourvu d'*électricité* lors de l'apparition du fléau : système que je préconise depuis 1849 et que
j'ai renouvelé dans l'alinéa précédent : *Causes du Choléra.* Seulement, ce système est d'autant plus rationnel que je prends le fléau
précisément dans le lieu de sa *naissance,* et que je le conduis au
pôle magnétique, rendez-vous général de l'électricité, vers lequel
il est attiré par une autre loi physique qui produit les *aurores
boréales.*

*Pourquoi le Choléra ne sévit-il pas sur la généralité
des populations qu'il visite.*

Remarquez (ceci est important) que les émanations volcaniques,
quelle que soit l'abondance des éruptions, sont inégales en DENSITÉ,
en QUANTITÉ et en QUALITÉ à la masse d'air atmosphérique à laquelle
elles se mêlent; que, par conséquent, elles doivent être *inéga-
lement* répandues et disséminées dans l'atmosphère en flocons plus
ou moins étendus et imperceptibles à la vue ; ce qui explique ra-
tionnellement pourquoi la population entière des localités que le
fléau traverse n'est pas attaquée, mais seulement les individus qui
ont la malheureuse chance d'en rencontrer au moment où ils
aspirent.

C'est aussi cet état de choses qui s'oppose à ce qu'on puisse obtenir par l'analyse expérimentale de l'air atmosphérique, en temps
de choléra, la connaissance de la nature des émanations qui le vi-
cient, l'observateur n'étant jamais sûr que la partie de l'air qu'il ex-
périmente contient le germe du fléau.

On voit par cette explication que M. Bréant, *étranger aux
sciences médicales,* ne l'était pas tout-à-fait *aux sciences physiques,* et
qu'arrêté dans ses préoccupations philantropiques par la maladie,
il avait, dans la prévision de sa mort prochaine, indiqué à ses suc-
cesseurs l'ordre d'idées qu'il poursuivait, et que moi, étranger tant
aux sciences médicales qu'aux sciences physiques, je poursuivais
de mon côté à son insu.

Les marais du Gange ne sont pas le berceau du Choléra.

Sur la foi des médecins anglais, la médecine française a admis que le fléau avait pour cause les émanations provenant des marais que les bouches du Gange exhalent dans les environs de Calcutta. C'est une erreur que je vais démontrer.

1° Si cela était ainsi, cette ville n'eut pas été choisie comme siége de la compagnie des Indes, autrement de la puissance anglaise dans ces parages, ni par les riches Nababs qui y occupent des palais.....

2° Jamais dans aucunes contrées, même les plus marécageuses, les marais n'ont produit le Choléra; au contraire, leurs émanations occasionent, comme on sait, des *fièvres* plus ou moins graves, tandis que dans le Choléra on est obligé de provoquer l'*état fébrile*.....

3° Les marais ne sont insalubres que dans *leur voisinage*, et les émanations qui en sortent ne sauraient infecter les populations de la *moitié de l'univers*..... d'ailleurs elles ne suivent jamais une direction constante vers le *nord-ouest,* et se répandent également dans tous les lieux qu'elles *avoisinent*.....

4° Je trouve une autre preuve de l'innocuité du Gange comme cause première du Choléra parvenu chez nous en 1849, dans le récit fait par un témoin oculaire du désastre éprouvé par une partie de l'armée anglaise cantonnée près de Kurachi, port fortifié du Sinde, près des embouchures de l'Indus :

« Durant la première quinzaine de juin, dit ce récit, la chaleur
« avait été intense; mais la garnison et les hôpitaux civils ne comp-
« taient pas plus de malades qu'à l'ordinaire. Le 14 du mois se
« trouvait être un dimanche; ce jour-là, l'atmosphère était plus
« lourde que de coutume. Néanmoins, les troupes se préparèrent
« à entendre le service divin. Pendant qu'on complétait le carré,
« un nuage fort épais et qui semblait gros d'un orage, parut à l'ho-
« rizon et s'éleva lentement. Pendant un instant il couvrit tout le
« ciel, puis il vint un vent très violent du *sud-sud-est,* qui pencha
« les arbres, ébranla les casernes et fit chanceler les constructions
« même les plus solides. Le vent passa comme le simoun, balayant
« le nuage et laissant le ciel aussi nu et l'atmosphère aussi immo-
« bile qu'auparavant. Mais il avait apporté sur ses ailes un hôte ter-
« rible qui devait malheureusement s'arrêter en chemin.

« Quand les troupes revinrent de la prière, quelques hommes
« tombèrent dans les rangs, et déjà, avant minuit, neuf européens,

« soldats du 66ᵉ de la reine, avaient cessé de souffrir; enfin, avant
« le matin, les hôpitaux ne suffisaient plus pour recevoir le nombre
« toujours croissant des malades. Le lendemain, cinquante soldats,
« tant du 60ᵉ (carabiniers de l'Angleterre) que du 85ᵉ et du 1ᵉʳ ré-
« giment européen de Bombay, furent conduits au champ du re-
« pos. La nuit suivante fut horrible à passer et le réveil fut plus
« horrible. La maladie s'était étendue sur toute la ville. On
« voyait dans les rues et sur le seuil des maisons un millier de ca-
« davres de tout âge, de tout sexe et de toutes couleurs. Les
« jours suivants, jusqu'au 22, il ne fut plus question d'ense-
« velir les morts : de larges fosses étaient creusées à la hâte, et
« soldats, cypayes, européens et indigènes, maîtres et serviteurs
« étaient entassés pêle-mêle, sans bière, sans linceul, dans leurs
« lits ou sur leur litière, jusqu'à quelques pouces du sol; puis un
« peu de terre recouvrait le tout, pas assez peut-être pour sauver
« la ville d'une seconde épidémie presque aussi fatale que la pre-
« mière, résultat probable des exhalaisons qui s'échappent de cette
« masse putride.

« Du 23 au 28, la maladie sembla perdre de son intensité. Le
« 29, jour où s'arrêtent les rapports officiels, on ne comptait que
« deux victimes, dont un officier du 12ᵉ régiment d'infanterie
« indigène. »

Ce fut, dit ce récit, un VENT VIOLENT venant du SUD SUD-EST qui
apporta le fléau; or, Calcuta est à l'EST de Kurachi, tandis que les
volcans groupés dans les îles de *Sumatra*, *Java*, *Timor*, etc., etc.,
sont précisément au SUD-SUD-EST du lieu ou le fléau sévit avec tant
de furie, c'est-à-dire à plus de 400 lieues marines de Calcutta; par
conséquent, les bouches du Gange sont bien innocentes de l'infec-
tion cholérique qu'on leur prête si légèrement. Calcutta SUBIT, en
effet, le fléau venu des mers de la *Chine* et du *Japon*, où se trouvent
aussi des groupes de volcans faisant partie de la chaîne volcanique
qui règne dans ces parages, mais ses marais ne le *produisent* pas....

5° Autre preuve aussi décisive, c'est que le Choléra ne prend
naissance que dans les deux seules régions de la terre où il existe
des groupes de volcans. Nous venons de voir que cela est vrai pour
le Choléra *asiatique*; il en est de même pour celui de l'*Amérique*
dont la Colombie et les Cordilières sont le *berceau*, et qui, par le
fait, sont aussi le siége d'un autre groupe de *volcans* que notre
illustre vétéran de la science, le respectable *M. de Humbolt*, a com-
paré à celui d'Asie : Java, Sumatra, etc.; et, chose particulière,

leurs émanations se rendent au même pôle malgré leur éloigne-
ment. Le Choléra d'Amérique sort-il aussi, comme on dit, des
marais du Gange, perchés sur les montagnes des Cordilières?.....

6° Cette action meurtrière des émanations volcaniques a *in-
directement* reçu la sanction de l'Académie, dans la séance où
M. Boussingault fit lecture de son beau travail sur les substances
solubles mais non volatiles qui peuvent être tenues en suspension
dans l'air, laquelle fut accueillie avec la plus grande faveur; ce travail se termine par le passage suivant qui donne quelque consistance
à ma Théorie :

« Les *volcans,* dit M. Boussingault, en émettant des gaz, des va-
« peurs et des cendres tellement divisées, que souvent elles vont
« s'abattre à de *prodigieuses distances,* portent et maintiennent
« dans les plus hautes régions, des corpuscules enlevés à la surface
« du sol, ou arrachés à la partie interne et peut-être encore *incan-
« descente* du globe. Dans les phénomènes liés à l'organisme des
« plantes et des animaux, ces substances si ténues et d'origine si
« diverses, dont *l'air* est le véhicule, exercent vraisemblablement
« une action plus prononcée qu'on n'est communément porté à le
« supposer.

« Ces poussières diverses, que Bergman a si bien caractérisées en
« les nommant les *immondices* de l'atmosphère, établissent en
« quelque sorte le contact entre les contrées *les plus éloignées les
« unes des autres;* et, bien que leurs effets soient des plus variés,
« ce n'est pas s'avancer trop que de leur attribuer une partie de
« *l'insalubrité* qui se manifeste si fréquemment dans les grandes
« agglomérations d'hommes. »

M. Arago appelait aussi *poussières de la mer* les particules d'eau
de mer enlevées à la buée que les vagues font naître sur les rescifs.

La possibilité que des corpuscules matériels non volatils par
leur nature puissent faire partie de l'air ambiant, reconnue par
les expériences de M. Boussingault, dont le nom fait autorité dans
la science, étant une fois admise, il n'y a rien d'excentrique dans
le système qui attribue le Choléra à des poussières émanées des
volcans en ignition; alors surtout que d'autres circonstances telles
que la naissance du Choléra dans les deux seules régions volcaniques du globe, et sa marche constante vers le pôle magnétique,
viennent fortifier cette hypothèse.

7° Enfin M. Bréant lui-même a manifesté sa manière de voir à
cet égard en créant un prix pour la découverte du fléau. On ne

donne pas *cent mille francs* à celui qui *découvrira* une chose *découverte* depuis long-temps....

Au contraire de l'opinion qui attribue le Choléra aux eaux marécageuses du Gange ;

Les vapeurs émises par les nombreux volcans groupés dans les mers de l'Inde et de la Chine sont de nature à infecter l'univers entier ; et si elles n'agissent que sur les populations d'Asie et d'Europe, c'est que ces contrées se trouvent dans la direction constante du pôle magnétique situé dans l'Amérique septentrionale où se rend également le Choléra d'Amérique.

Que peut-on d'ailleurs trouver d'excentrique, dans l'opinion que les émanations volcaniques des mers de l'Inde, de la Chine et du Japon, se rendent au pôle magnétique, lorsque l'Institut admet avec raison, sur la foi de M. Babinet, l'un de ses membres les plus distingués, que ces mers, sous l'influence des rayons solaires, produisent des *courants d'eau chaude* entraînés vers ce même pôle par cette tendance à l'équilibre qui doit insensiblement se répandre dans le même liquide ? Est-ce que cette masse de vapeurs, ou poussières sorties des *fournaises volcaniques* en ignition, ne peuvent pas jouer *dans l'atmosphère* le même rôle que remplissent les courants d'eau chaude dans l'océan ?

Dernier mot au sujet des marais du Gange.

Pour en finir de cette allégation que les marais produisent le Choléra comme nous l'attestent les Anglais, pourquoi la magnanime et riche Angleterre, maîtresse du sol où sont situés ces marais, depuis qu'elle est si persuadée que ces émanations sont meurtrières, et qu'elle cherche à propager cette conviction chez les autres, n'a-t-elle pas doté l'humanité toute entière de la cessation du fléau, puisque le *moyen de le supprimer est à sa disposition....*?

Est-ce que, chez les nations civilisées, on ne pare pas aux émanations marécageuses par le DESSÉCHEMENT des marais?

Est-ce que l'Angleterre, cette reine des mers, qui accumule les richesses des deux mondes par son commerce et sa politique, n'aurait pu opérer petit à petit ce desséchement, et faire cesser peu à peu l'influence meurtrière qu'elle attribue à ces marais?

Si elle ne l'a pas fait, elle a eu probablement ses raisons pour cela. Si la France était à sa place, et que sa conviction fut aussi entière que celle de son alliée (j'allais dire sa rivale, ce que c'est que l'habitude), sur cette origine du fléau, il y a long-temps que l'Asie et l'Europe en seraient délivrées !!!

Programme du concours arrêté par l'Institut.

Nous avons vu le *texte* du testament de M. Bréant; voyons à présent le programme du concours tel que l'a publié l'Institut, son exécuteur testamentaire.

Pour remporter le prix de cent mille francs, il faudra :

1° Trouver *une médication qui* GUÉRISSE le choléra asiatique dans l'immense majorité des cas, c'est-à-dire d'une manière aussi sûre, par exemple, que le *quinquina* guérit la *fièvre intermittente ;*

Ou :

2° Indiquer *d'une manière incontestable* les causes du Choléra, *de façon qu'en amenant la suppression de ces causes, on fasse cesser l'épidémie* (1);

Ou enfin :

3° Découvrir une prophylaxie certaine et aussi évidente que l'est, par exemple, la vaccine pour la variole.

On voit que l'Institut a divisé le concours en trois catégories.

1re CATÉGORIE.

C'est la plus importante, sans doute, car elle consiste dans la médication du fléau.

On conçoit que cette catégorie n'est pas de mon ressort ; et si j'en parle c'est pour rappeler que, malheureusement, les praticiens les mieux placés pour observer la marche du fléau et en combattre les effets meurtriers, ont publiquement reconnu, dans leurs cours et leurs écrits, l'impuissance de la médecine à traiter avec succès une maladie qui, pour elle comme pour tout le monde savant, est encore un mystère.

Ainsi, le docteur Mellier, inspecteur général des hôpitaux, délégué à Marseille en 1849 pour étudier l'épidémie, déclarait dans son rapport au gouvernement que « Le Choléra est du nombre des « affections qu'il n'est pas *donné à l'homme de connaître.* »

Le docteur Gros, médecin français de l'hôpital Ste-Catherine à Moscow : «que la *mortalité* par le Choléra *est toujours la même,* quel- « que soit le traitement que l'on emploie; »

Le docteur Champollion, médecin en chef du Val-de-Grâce : « que « la *prophylaxie* du Choléra est *encore à créer;* »

Le docteur Gendrin, médecin à la Pitié, et qui peut-être a approché le plus près de la vérité : « que le *principe* du Choléra

_____

(4) Les mots soulignés ont été ajoutés par l'Institut.

« *échappe complétement à l'art médical;* qu'il NAÎT *dans les mers de*
« *l'Inde* (1) et qu'il est dû à *une cause spécifique* (2); »

Enfin, le docteur Fabre, rédacteur en chef de la *Gazette des Hôpitaux*, qu'une hémorragie a enlevé, il y a près d'un an, à la
science : « que le *siége*, les *causes* et la *nature* du Choléra sont pour
« les médecins le *quid ignotum*, le *to theton* d'Hippocrate qu'il n'est
« pas donné à notre humaine nature d'approfondir et qu'il faut
« laisser le soin d'expliquer à son DIVIN et SUPRÊME auteur (3). »

A la vérité les célébrités médicales ne se sont pas prononcées
aussi catégoriquement, mais l'expérience de trois invasions a parlé
pour elles.

2ᵉ CATÉGORIE.

La deuxième catégorie consiste à indiquer *d'une manière incontestable* les causes du Choléra asiatique, *de façon qu'en amenant la
suppression de ces causes, on fasse cesser l'épidémie.*

Dans l'intérêt de ma cause, je demande à l'Institut la permission
de rappeler ici, pour un moment, le texte de la disposition testamentaire de M. Bréant, sur lequel j'ai fondé ma participation au
concours dans l'ignorance où j'étais de ce programme; promettant
de rentrer dans les conditions arrêtées par ce corps savant, lesquelles ne sont nullement défavorables à ma doctrine, comme on
le verra par les conclusions qui terminent cet article.

« J'institue, dit le testateur, et donne après ma mort, pour être
« *décerné* par l'Institut de France, un prix de... à celui qui aura
« trouvé le moyen de GUÉRIR le Choléra asiatique OU DÉCOUVERT les
« CAUSES de ce terrible fléau.»

Sans prétendre invoquer ici la disposition de la loi romaine :

---

(1) Et non sur le continent, dans les marais du Gange, comme on le prétend.....

(2) Cette cause *prévue* mais non *caractérisée* par le savant professeur, ne peut être que les
émanations volcaniques dont j'ai parlé plus haut, puisqu'il n'y a dans les *mers de l'Inde* d'autres
particularités remarquables qu'un immense groupe de volcans dont les éruptions répandent dans l'atmosphère une masse considérable de vapeurs qui peuvent être portées au loin.

(3) Dieu s'est expliqué par la voix de Moïse, sur le mont Horeb, en ces termes : « Si tu transgresses
la loi écrite dans ce livre, le Seigneur accroîtra tes *maladies* et celles de ta race de *maladies plus
graves* et plus opiniâtres *(chroniques)*, et des pires de toutes : LES CHOLÉRAS. » C'est-à-dire les
maladies similaires, telles que le *typhus*, la *suette milliaire*, la *fièvre typhoïde*, etc. le mot
CHOLAÏM-RAÏM, à l'accusatif du pluriel, dont le TEXTE HÉBREU, oublié dans la Vulgate, a été restitué par
M. Jobard, de Bruxelles. DEUTÉRONOME, chap. 28, V. 58 et 59. Cette restitution du texte de la Bible
est mentionnée dans une lettre de ce savant à la *Gazette médicale de Paris*, 1832, n° 49,
page 359. *Voy. ci-après page* 16, *à la note.*

disponat testator et erit LEX *voluntas ejus,* ni renouveler la mauvaise querelle à l'aide de laquelle le malin Figaro prétendait éluder une imprudente promesse, je suis cependant obligé de faire observer à l'auguste assemblée que le mot ou, placé à la suite du mot GUÉRIR, a dans la bouche du testateur une immense portée dans le sens qu'il a voulu donner à cet acte de générosité.

On voit, en effet, que M. Bréant a parfaitement exprimé sa volonté en ne subordonnant le second article du legs à aucune condition ; le mot GUÉRIR, employé dans le premier membre de sa disposition, porte en effet avec lui la seule condition qu'il imposait aux concurrents, mais il n'en exige aucune pour la découverte des causes du fléau, dans le cas où l'on n'aurait pas trouvé le moyen de le guérir. La raison en est simple, c'est que la découverte qui pouvait avoir lieu plus ou moins tard était un *acheminement* à celle d'une médication rationnelle, et offrait ainsi le caractère d'un BIENFAIT que le testateur voulait récompenser ; surtout lorsque la cause découverte portait avec elle sa RAISON D'ÊTRE.

Discussion.

Cet arrangement des dispositions du legs Bréant prouve de nouveau ce que nous avons déjà dit : que si cet homme de bien était étranger aux *sciences médicales,* il ne l'était pas aux *sciences physiques,* et qu'il pressentait que les causes du fléau étaient plutôt du ressort de ces dernières que de la médecine. Cette science ne peut, en effet, que constater les EFFETS produits par le Choléra sur le corps humain, et n'acquiert ainsi la connaissance de la véritable cause du fléau que PAR INDUCTION, laquelle est souvent trompeuse ; tandis que le testateur exige la découverte d'une cause *réelle, positive,* existante sur les lieux mêmes où naît le Choléra, et de nature à pouvoir révéler un jour une *médication* rationnelle, efficace, ou du moins préservatrice du fléau.

Il est certain que sa *naissance* exclusive aux deux extrémités de l'équateur et sa marche constante vers un point unique du globe, indiquent une *cause spécifique locale,* cause qu'il faut chercher, par conséquent, dans le lieu habituel de son *apparition,* et qui soit de nature à être *attirée* par le *pôle magnétique.*

Le fondateur du legs savait aussi que parmi les choses du ressort des sciences physiques, lesquelles englobent toutes les parties de la constitution élémentaire de l'univers, il en est de CONJECTURALES, sanctionnées en quelque sorte par la raison, mais qui n'ont pas par elles-mêmes une autorité mathématiquement prouvée (1). Telles sont certaines appréciations *astronomiques*, celles sur la *grêle*, le *tonnerre*, les *vents*, les *aurores boréales*, la direction que prennent les *étoiles filantes* vers la terre ou vers le ciel, etc., etc.

La théorie des émanations volcaniques équatoriales est de ce nombre. Toutefois elle a cet avantage de résoudre toutes les objections, de réaliser merveilleusement les données sur lesquelles cette théorie est fondée, de rentrer dans les idées du testateur et de n'être controversée ou plutôt *dédaignée* que parce qu'elle contrarie celle qu'ont adopté les médecins dès le commencement de l'épidémie.

Insalubrité des émanations volcaniques.

Je joins ici un nouveau renfort aux faits que j'ai signalés en preuve de l'insalubrité des émanations volcaniques, c'est celui que m'a apporté le savant géographe Balbi, dont l'*Abrégé de Géographie,* adopté par l'Université, m'a fourni les éléments de ma Théorie ; renfort qui m'avait échappé à la première lecture : « BATAVIA, capi-« tale de l'île de *Java,* centre du groupe volcanique de ces parages, « et COUPANG, dans l'île de *Sumbava-Timor,* jouissent depuis long-« temps, dit ce géographe, d'une *terrible réputation d'insalubrité* « *qu'elles méritent encore.* » (Voy. pages 1136 et 1137 de cet Abrégé). Plus loin, parlant du volcan *Tomboro,* dans le royaume de ce nom, faisant partie de la même île, il ajoute : « En 1815, l'éruption de « ce volcan fit *périr* plus *d'un cinquième* de la population. » (Voy. page 1180).

Continuation de la discussion.

Mais, aussi, en compensation de ces méfaits, ces émanations volcaniques nous fournissent de telles données sur la nature des substances dont elles sont formées, qu'elles doivent mettre sur la voie des moyens rationnels à employer pour en NEUTRALISER les effets meurtriers et s'en préserver.

Comme nous l'avons dit plus haut, ces substances sont pour la plupart de nature *minérale,* et, comme telles, par suite de leur affi-

---

(1) « Si on jette un coup d'œil sur les différentes branches de la physique, on sera étonné de ne « trouver que le phénomène de l'*arc-en-ciel, parfaitement* expliqué. Cependant, depuis deux « mille ans, on n'a fait aucune expérience en physique qu'on n'ait conçu en même temps des *hypothèses* « et par conséquent des *doutes.* Plus les phénomènes que l'on exprime ONT DES RAPPORTS AVEC L'OR-« GANISME ET LA VITALITÉ, plus l'obscurité qui les enveloppe est IMPÉNÉTRABLE. » (M. de Humboldt. *Expériences sur le galvanisme,* édition de Jadelot, page 534).

nité, elles absorbent dans leur marche vers le pôle une partie de l'électricité normale de l'atmosphère. Il doit en être de même de celles de ces substances non *vivifiées ;* et cela doit suffire pour rompre l'équilibre dont nous avons parlé. Voy. *Causes du Choléra,* page 3.

Les marais du Gange une fois écartés, par la raison, les faits et la science, comme impuissants à produire le Choléra, on ne trouve dans les mers de l'Inde, pour résoudre le problème, que les VOLCANS que j'ai, depuis cinq ans, signalés comme auteurs du fléau.

Lançant dans les hauteurs de l'atmosphère une immensité de vapeurs suffisante pour infecter le monde entier, elles réalisent en outre tout ce que les investigations les plus scrupuleuses auxquelles je me suis livré m'ont appris sur les diverses allures du fléau, savoir :

1° La position sous l'équateur, à plus de 400 lieues marines *sud-sud-est* de Calcutta, des volcans producteurs présumés du Choléra ;

2° La *terrible insalubrité* que leurs émanations produisent parfois dans ces parages, où l'éruption d'un seul de ces volcans a fait *périr*, en 1815, plus *d'un cinquième de la population* voisine (1) ;

3° La nature de ces émanations qui, à leur sortie de ces gouffres enflammés, leur fait prendre la route du *pôle magnétique,* lieu constant du rendez-vous de ces émanations ;

4° La désolation et la mort qu'elles répandent sur leur passage, et qui sont le caractère du Choléra.

CONCLUSIONS.

Là doivent cesser pour moi les investigations pour lesquelles M. Bréant a institué le prix, objet du concours, savoir : la GUÉRISON du Choléra, ou, à défaut, la DÉCOUVERTE de ses CAUSES (sans imposer à cette découverte *aucune condition).*

Cette rédaction, de la part du fondateur du Prix, est une nouvelle preuve du pressentiment où il était que les causes du fléau provenaient de quelque *loi de la nature* telle que celle qu'il avait signalée *(les fluides électriques ou magnétiques),* qu'il est impossible à l'homme de *supprimer* et de faire *cesser.*

---

(1) Ces faits sont une exception accidentelle due à quelques circonstances atmosphériques, mais en général les montagnes volcaniques étant fort élevées, leurs émanations se dirigent vers le pôle magnétique, en décrivant d'abord une *parabole* qui se termine à la hauteur de l'homme, en mer et sur le continent, mais fort rarement dans la *localité* même où est situé le volcan qui les produit.

Il doit alors suffire que la théorie de la découverte soit fondée sur des faits tellement rationnels, bien qu'ils ne puissent être MATÉRIELLEMENT PROUVÉS, qu'ils ne puissent être victorieusement combattus par une doctrine plus acceptable. Telle est, par exemple, LA ROTATION DES PLANÈTES AUTOUR DU SOLEIL et des *satellites* autour des *planètes* qui sont véritablement *incontestables* et dont l'homme serait impuissant à SUPPRIMER et faire CESSER le mouvement.

Au surplus, comme l'a dit M. de Humboldt :

« Depuis deux mille ans on n'a fait aucune découverte en physi-« que, qu'on n'ait conçu en même temps des *hypothèses* et par « conséquent des *doutes*. » (Voy. la note au bas de la page 13.)

Feu M. Arago lui-même n'a pas été exempt de cette loi.

« Les résultats que j'avais obtenus (l'influence des aurores bo-« réales sur l'aiguille aimantée), dit-il, furent contestés par plu-« sieurs physiciens ; c'est *la loi invariable que doivent subir* TOUTES « LES DÉCOUVERTES (1).

Or, vous saurez que ces résultats étaient le fruit D'EXPÉRIENCES *souvent renouvelées;* que sera-ce donc de moi, pauvre avorton, qui ne base ma théorie que sur des *peut-être* non inspirés par le savoir, mais par une impulsion dont je ne puis me rendre compte.....?

Dans l'état des choses, la raison et les faits prouvent que le Choléra est la conséquence d'une des lois constitutives de l'univers, et sous ce rapport il est hors de la puissance humaine de supprimer et faire cesser les effets meurtriers qui en découlent.

C'est pourquoi, bien que je me sois tenu dans les termes du testament de feu M. Bréant, il m'est impossible de remplir les conditions qu'y a ajouté l'Institut dans la seconde catégorie de son programme ; ce qui n'implique pas, de ma part, une critique quelconque des conditions imposées par ce corps savant, qui n'a pas prétendu certainement les appliquer au cas où les causes découvertes appartiendraient à la constitution géologique du globe terrestre, comme je l'ai démontré dans le cours de cet écrit.

Le Choléra au point de vue RELIGIEUX.

Nous venons de voir que les volcans de l'équateur sont, comme tous les éléments constitutifs de notre globe, l'œuvre d'un Être supérieur que nous appelons DIEU et auquel nous sommes forcés d'attribuer la création de *ce qui est.*

---

(1) OEuvres de François Arago, publiées par M. Barral d'après son ordre, tome 1er, page 571, chapitre X, ligne 19.

Nous devons également reconnaître que toute œuvre de Dieu a une destination prévue par sa haute sagesse : destination dont souvent nous ne connaissons pas le but, mais qui est cependant réelle.

Celle des *volcans équatoriaux* est de ce nombre ; mais quelle est leur action dans le système général de l'univers ?

Ne seraient-il pas l'instrument dont Dieu se sert pour réaliser les menaces qu'il a fait entendre sur le mont Horeb par la voix de Moïse, au peuple hébreu, s'il transgressait la loi qu'il lui imposait ?

La BIBLE, au Deutéronome, chapitre 28, indépendamment des nombreuses menaces de châtiment concernant la perte successive de la nationalité de ce peuple primitif, *lesquelles se sont toutes réalisées,* s'exprime ainsi au sujet des maladies dont il l'affligera dans ce cas.

Le verset 22 porte que « Le Seigneur le frappera de la CORRUPTION « DE L'AIR (c'est-à-dire : troublera *l'équilibre* des éléments qui « constituent ses propriétés vitales). Le verset 59 « Que Dieu ac-« croîtra ses plaies et celles de sa race, de plaies longues et opiniâ-« tres, de *langueurs cruelles* et *incurables.* » (Traduction française de M. de Genoude), à laquelle M. Jobard, de Bruxelles, ajoute le mot cholaïm-raïm, les Choléras (1); et enfin la *Vulgate désigne le fléau* par ces mots qui rallient toutes les opinions : *infirmitates pessimas*, ce qui comprend nécessairement le *Choléra* et ses similaires : le *typhus*, la *peste*, la *suette milliaire*, les fièvres typhoïdes, etc., etc.

Je laisse à l'Institut à apprécier ces différentes versions et l'application que l'on peut en faire aujourd'hui que la perversité est à son comble : témoins les rôles des *cours d'assises* et de la *correctionnelle;* et que l'incrédulité religieuse est si répandue : témoins la multitude des sectes et la *confusion* qui règne dans les idées morales conservatrices des sociétés humaines.

Cependant celles-ci reposent toutes sur l'*inégalité des conditions,* sans laquelle elles ne sauraient exister; et pourtant rejettent toute

---

(1) M. Jobard, de Bruxelles, n'ayant pas répondu aux explications que je lui avais demandées à diverses reprises, au sujet de ce mot *cholaïm-raïm*, par lui employé dans sa traduction du verset 59, chap. 28 du Deutéronome, je me suis adressé, un peu tard il est vrai, à l'un de nos plus savants professeurs de langue hébraïque de la capitale, M. Bargès, professeur à la Sorbonne, lequel a eu la complaisance de m'écrire la lettre suivante : « Vous êtes parfaitement dans le vrai, Monsieur, quand vous « dites que le Choléra est un fléau dont Dieu se sert pour châtier les peuples ; mais les mots hébreux « *holi*, au pluriel *holaïm*, et non *cholaïm*, employés dans la Bible, signifient INFIRMITÉ, MALA-« DIE ; et le mot *raa* est un adjectif répondant au latin *malus*, c. à d. *mauvais, pernicieux.* « C'est donc avec raison que l'auteur de la Vulgate les a traduits par *infirmitates pessimas*, etc. » Le manque d'espace me prive de donner en entier la savante explication de M. Bargès, et je me borne à lui renouveler ici mes remercîments. Cette explication est d'autant plus raisonnable que le mot Choléra est un mot grec qui signifie *bile, vomissement de bile,* ce qui n'a pas lieu dans le *Choléra asiatique.*

doctrine qui, comme la BIBLE et l'ÉVANGILE, prêchent les moyens de *supporter* cette inégalité, puisqu'il est impossible de la faire *disparaître* tout-à-fait.

Quant à moi, je crois fermement à la vérité des récits contenus dans la Bible, ce livre saint, le seul qui renferme l'historique des temps les plus reculés et qui jouisse d'une considération universelle. N'est-ce pas de lui qu'un des chefs du rationalisme allemand, FICHTE, après tant de vaines recherches, a dit : que c'est *en définitive* « le livre auquel *il faut que toute philosophie revienne,* » et dont le grand NEWTON a porté le jugement suivant : « Je trouve plus de marques certaines *d'authenticité* dans la Bible que dans toute autre histoire profane. »

N'est-ce pas aussi ce livre, dont le respectable et savant doyen de l'Institut, M. Biot, a de nouveau démontré la vérité des récits, par ses récents calculs astronomiques, et dont les habiles investigations de M. Place, notre consul à Mossoul (ancienne Ninive), et les immenses travaux qu'il a fait exécuter dans cette ville, ont prouvé la réalité des faits racontés dans ce livre au sujet de Jonas et de la baleine qui l'y a porté. Voyez le *Cosmos*, tome 3, pages 313 et 314.

Au surplus, je ne pense pas qu'en France, où le christianisme est professé par la majorité des habitants ; dont les rois se sont toujours honorés du titre de TRÈS CHRÉTIEN ; et où l'auguste prince régnant reconnaît officiellement tenir l'empire de la *grâce de Dieu* et de la *volonté nationale* qui en est l'expression, *vox populi, vox Dei,* on puisse me reprocher de joindre, à l'appui des *causes physiques* que j'ai signalées, une *cause religieuse* puisée dans un livre saint aussi vénéré.

Aussi, admettant que l'action divine n'est pas étrangère à l'apparition du fléau, l'emploi d'un préservatif quelconque doit toujours être accompagné d'un *retour sincère* à la loi de Dieu, quelle qu'en soit la date, puisque Notre Seigneur a déclaré n'être pas venu la DÉTRUIRE mais l'ACCOMPLIR (Évangile Saint-Mathieu, *chap. 5, verset* 17).

Or, cet accomplissement de l'ancienne loi est formulé, pour la religion dominante en France, dans les *commandements de Dieu* et de *l'Église,* lesquels contiennent, en même temps, des *devoirs religieux,* et, sous la dénomination de *péchés capitaux,* des *prescriptions hygiéniques* contre *l'intempérance des sens* et l'excès des *préoccupa-*

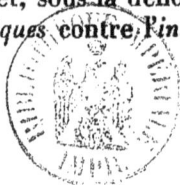

tions de l'esprit pour faire triompher leurs passions : genres de préoccupations qui disposent le corps humain aux maladies.

Il me semble qu'une *prophylaxie* qui repose en même temps sur la *foi religieuse* et des préceptes d'*hygiène* adoptés par la médecine (science également inspirée par Dieu)(1), en vaut bien une autre!....

La force motrice de la vapeur d'eau a mis plus de dix-huit siècles (depuis Héron, d'Alexandrie, jusques à Watt, en passant par un *homme simple*, l'infortuné de Caux), pour réaliser ses promesses.

Il en sera probablement ainsi de mon système, lequel attribue le Choléra aux émanations volcaniques équatoriales, ordinairement *inoffensives*, mais devenant *insalubres* et *meurtrières* à la voix de Dieu, chaque fois que les peuples s'écartent gravement des *lois* religieuses et morales qu'il leur a prescrites.

Espérons, dans l'intérêt de l'humanité, que le retour à l'observation de ces lois, bien que conseillé aussi par un *homme simple* comme pouvant faire cesser le fléau, s'effectuera un jour, sous l'influence de la miséricorde divine.

AINSI-SOIT-IL.

O Moïse, que tu étais bien inspiré lorsque tu attribuais la chute de l'homme au fruit de l'arbre de la science du *bien* et du *mal!*

Que pouvait-il, en effet, provenir d'une sève mélangée de deux principes aussi disparates, si ce n'est une production bâtarde que j'appellerai la raison humaine : ce composé de principes contraires qui, bien qu'ils semblent se faire la guerre, finissent par se réunir dans l'*égoïsme,* autrement l'*amour du moi,* lequel prévaut toujours plus ou moins dans la pensée humaine.....?

Cette prépondérance de l'égoïsme chez l'homme est tellement dans sa nature que chacun peut la trouver en lui-même, plus ou moins développée, s'il veut se rendre fidèlement compte de ses penchants. C'est ce qu'a fait cyniquement l'un des hommes les plus érudits, mais le plus excentrique de notre époque, en proclamant tout haut, dans l'un de ses nombreux écrits, ces mots d'un parfait égoïsme, CHACUN POUR SOI, CHACUN CHEZ SOI!.....

C'est pour combattre cet *amour de soi,* destructeur des sociétés, que le divin fondateur du christianisme est venu par ses *leçons* et

---

(1) Bible ecclésiast., chap. XXXVIII.

son *exemple*, prêcher l'*abnégation de soi* au *profit* DE TOUS, et insti-
tuer cette belle loi de charité chrétienne qui, si elle était résolu-
ment et *généreusement* observée, ferait entièrement disparaître ces
préventions contre l'organisation sociale.

Ne sait-on pas que, le plus souvent, ces prétendus griefs sont
exploités par de prétendus *esprits forts* qui ne croient à rien qu'à
leur propre mérite, ou par des ambitieux qui, sous le faux prétexte
de cette *inégalité des conditions*, bouleversent les sociétés pour les
asservir. Un peuple chez lequel cette inégalité n'existerait pas,
irait *pieds nus*, car chacun croirait s'abaisser en exerçant l'humble
condition de *cordonnier*, etc., etc., etc.

L'égalité devant la loi et la justice, voilà ce qui est dû à toutes
les conditions; et, s'il y a une sorte de distinction entre l'une et l'autre, c'est celle qu'accorde *naturellement* le travailleur à celui qui
le fait travailler, ou bien à l'homme qu'il reconnaît lui être supérieur par sa VERTU, son INTELLIGENCE ou l'*autorité* de ses fonctions
sociales.

Dans la conviction où j'étais, et où je suis encore, que j'avais trouvé la véritable cause du Choléra,
et dans mon empressement à m'en assurer par *l'expérience*, afin de faire jouir plutôt l'humanité
d'un moyen *prophylactique* approprié, j'avais imaginé en 1853, un appareil qui, sous la *forme*,
les *dimensions* et la *couleur* du cigare à fumer, était facile à manier, pouvait tenir dans la poche
du gilet, et s'employer à toute heure du jour et de la nuit, sans qu'on se dérangeât de ses affaires
ou de ses habitudes.

Cet appareil, auquel je donnai le nom de CIGARE ÉLECTRIQUE, contenait une PILE SÈCHE, dite de
Zamboni, au moyen de laquelle on pouvait remplacer, par *l'aspiration*, le manque d'électricité,
auquel j'attribuais l'action cholérique.

J'avais donc proposé à LL. EE. le ministre de la marine et de la guerre de profiter des expé-
ditions de la *Baltique* et de la *mer Noire*, pour faire essayer sur une petite échelle (un seul
bâtiment de chaque escadre), l'emploi de ce cigare comme préservatif du fléau, mais il me fut répondu
qu'il était de principe dans les hôpitaux de l'armée, de n'employer jamais que les moyens déjà sanc-
tionnés par l'approbation du conseil général d'hygiène et de l'Académie de médecine.

Enfin, un brevet d'invention que je sollicitais me fut refusé en vertu de l'art. 3 de la loi du 5 juillet
1844, comme préparation *pharmaceutique*. Relégué dans mon petit village, où je n'avais aucun
moyen de faire confectionner ce cigare, dont je m'étais borné à faire la description, et d'ailleurs accab-
lé de vieillesse et d'infirmités, ne pouvant me transporter ailleurs, je fus obligé d'en rester là, et je
n'en ai plus parlé jusqu'à ce jour, où je reproduis la théorie sur laquelle ce préservatif était fondé.

Plus tard j'ai proposé un second appareil de nature à seconder l'action du *cigare électrique*.

Cet appareil consiste en une sorte de boîte que j'appelle *flacon-tabatière*, et qui renferme deux
formes de préservatifs, opérant : l'un par la voie *humide*, le second par la *voie sèche*.

Le premier (le flacon) contient une huile essentielle aromatique et stimulante dont l'aspiration introduit dans les poumons, avec l'air vicié, une vapeur de nature à neutraliser les émanations fétides ou
putrides qui peuvent donner des maladies.

L'autre (la tabatière) contient une **poudre à priser**, de nature à réveiller et **secouer** fortement le mécanisme pulmonaire en même temps qu'il introduit dans notre économie une substance propre à faire échouer chez les personnes *bien portantes* et *non encore atteintes* du Choléra, cette terrible maladie.

La respiration alternative de ces deux préservatifs à diverses heures de la journée et de la nuit, qui seraient fixées par les médecins, suffirait à préserver du fléau.

Ce double appareil serait plus ou moins riche, selon la matière dont il serait construit.

J'en ai fait faire grossièrement dans mon village un échantillon en *fer blanc*, pour l'usage des militaires. Ce flacon a sept centimètres de hauteur, cinq centimètres de largeur et trois centimètres d'épaisseur, peut être fixé sur la poitrine au moyen d'une petite fente dans la partie du vêtement; et présente le double avantage d'être facile à manœuvrer et de pouvoir parer une balle ennemie. Sous ce rapport, il pourrait être distribué aux troupes en campagne. J'en indiquerai le contenu sur la demande que m'en ferait l'Académie; seulement je dirai que la *limaille de fer* ou *le fer réduit* par l'hydrogène y jouent le principal rôle.

L'Institut pourrait proposer l'emploi de cet appareil à LL. EE. les ministres de la guerre et de la marine, pour être essayé dans la *mer Noire* et la *Baltique,* sur une petite échelle, avec d'autant plus de raison que dans le doute où l'on est sur la nature du fléau, il n'y a que L'EXPÉRIENCE, cette *cour souveraine, qui juge en dernier ressort tous les systèmes,* qui puisse prononcer sur le plus ou le moins d'efficacité d'un préservatif quelconque. *Expérience passe science,* dit le proverbe; et je ne sache pas que le prix Bréant puisse être décerné sans cette épreuve concluante.

Ce flacon en fer blanc reviendrait au plus à un franc, construit à Paris surtout, sa garniture pour un mois comprise. J'en joins ici un échantillon.

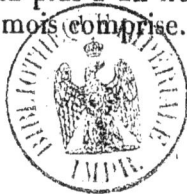

Imprimerie de H. COTARD, à Issoudun.

www.ingramcontent.com/pod-product-compliance
Lightning Source LLC
Chambersburg PA
CBHW060540200326
41520CB00017B/5310